Te $^{18}_{424}$

CIRCULAIRE

DU

SERVICE MÉDICAL.

C.

COMPAGNIE

DES

CHEMINS DE FER DU MIDI

ET DU

CANAL LATÉRAL A LA GARONNE

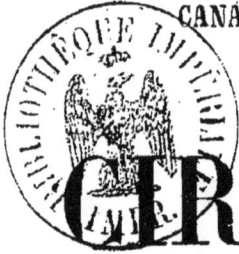

CIRCULAIRE

DU SERVICE MÉDICAL

CONCERNANT :

1° Les premiers soins à donner en cas de blessures ;

2° Les premiers soins à donner en cas d'indisposition subite ;

3° Quelques préceptes relatifs aux fièvres intermittentes ou fièvres d'accès.

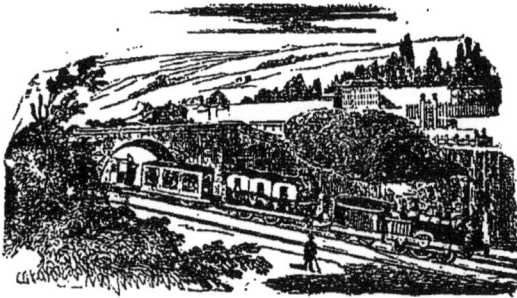

BORDEAUX
Imprimerie centrale DE Lanefranque, rue Permentade, 23 et 25.
— Juillet 1862. —

1862

TABLE DES MATIÈRES

TITRE Ier.

Secours à donner d'urgence en cas de blessures.

TITRE II.

Premiers soins à donner dans les maladies spontanées ou subites les plus communes.

TITRE III.

Préceptes relatifs au traitement des fièvres intermittentes ou d'accès.

CIRCULAIRE

DU SERVICE MÉDICAL

CONCERNANT :

1° Les premiers soins à donner en cas de blessures;

2° Les premiers soins à donner en cas d'indisposition subite ;

3° Quelques préceptes relatifs aux fièvres intermittentes ou fièvres d'accès.

TITRE Ier

Secours à donner d'urgence en cas de blessures

—

§ 1. — Soins généraux.

Lorsqu'un voyageur ou un employé est atteint d'une blessure ou d'accidents subits et spontanés, on doit, d'abord, l'isoler, le transporter hors de la voie ferrée, si le fait se passe dans une gare, le déposer, autant que possible, dans un compartiment libre si l'accident se manifeste pendant le voyage.

On couchera le malade sur le dos, la tête légèrement élevée, à moins que cette position ne puisse être tolérée.

On lui fait boire, s'il le peut, et par petits coups, de l'eau fraîche que l'on peut sucrer et aromatiser avec quelques gouttes d'eau de fleurs d'oranger.

Le malade ou le blessé sera déposé dans un lieu où la température ne sera ni froide ni trop chaude. On aura soin d'éloigner toutes les personnes étrangères et de ne tolérer que la présence de celles qui peuvent être utiles ou que les convenances ne permettent pas de congédier.

On relachera tous les liens qui peuvent apporter obstacle au libre exercice de la circulation ou de la respiration tels que cols, cravattes, etc.

S'il y a pâleur et décomposition des traits, on couchera le malade; on cherchera à le réchauffer, s'il y a réfrigération ou frisson, et cela, à l'aide de couvertures et de l'application de corps chauds aux extrémités inférieures (bouteilles de grès contenant de l'eau chaude, fers chauds entourés de laine).

Ce dernier précepte doit être exécuté avec prudence et sans précipitation, afin d'éviter les brûlures qu'on a quelquefois produites et qui seraient d'autant plus fâcheuses que l'insensibilité du malade pourrait quelquefois empêcher de s'en apercevoir.

Si la face est congestionnée et rouge, tout en réchauffant les extrémités inférieures, on appliquera sur le front des compresses imbibées d'eau froide.

Si le malade est blessé on procédera au pansement provisoire en se conformant aux préceptes que nous allons développer.

Un point important et qu'on ne doit jamais oublier c'est qu'il ne faut pas, autant que possible, montrer d'émotion en présence du malade : on doit l'aborder avec calme, agir sans précipitation.

§ 2. — Soins particuliers.

1° Plaies.

Les piqûres, les contusions compliquées de plaies ou d'excoriations doivent être traitées par les applications froides (charpie ou linge trempé dans l'eau froide).

Il ne suffit pas d'appliquer des corps froids sur une plaie; mais il faut, par un arrosage fréquent, maintenir toujours une température peu élevée; car toute blessure a pour résultat une augmentation de calorique, et c'est cette disposition qu'il faut combattre.

Les coupures, les incisions, doivent être **réunies,** même alors que leurs bords sont contus et machés; mais cette réunion ne sera jamais tentée qu'après que la plaie aura été débarrassée de toute souillure ou corps étranger qui ne manquerait pas de faire échouer le recollement.

A cet effet on doit laver, avec une éponge fine imbibée d'eau froide, les bords de la plaie, enlever avec le plus grand soin la terre, le sable, les poils, etc., qu'elle peut contenir.

Il ne faut pas essuyer une plaie **en frottant,** mais bien exprimer d'abord l'eau froide sur sa surface et, si cela ne suffit pas, étancher, éponger directement.

Il ne faut jamais détacher à l'aide de ciseaux, et encore bien moins par l'arrachement, un lambeau de peau ou de chair, un doigt, alors même que ces parties ne tiendraient plus que par un très-mince pédicule, mais bien les replacer le plus exactement possible et les maintenir par des bandelettes de sparadrap ou de toile-dieu.

Pour effectuer la réunion d'une plaie, une personne doit rapprocher ses bords et les amener au contact ; pendant ce temps, une deuxième personne applique les bandelettes de toile-dieu, qu'on aura préparées et dont on aura, au préalable, activé la faculté adhésive en les chauffant doucement, sans les faire fondre toutefois, à l'aide d'une bougie ou de quelques charbons incandescents.

La réunion des parties divisées ou incomplétement détachées étant opérée, on complétera le pansement par l'application de charpie imbibée d'eau froide, d'une ou de plusieurs compresses et d'une bande.

2° Hémorrhagie des plaies.

Les applications d'eau froide, unies à une légère compression, en triomphent généralement lorsqu'elle n'est pas trop abondante.

Si on apercevait dans un point quelconque d'une vaste plaie un jet de sang vermeil et saccadé, ce qui est l'indice d'une hémorrhagie artérielle, on devrait porter, sans retard, un ou plusieurs doigts, selon la grosseur du jet, sur le point d'écoulement du sang.

Si, dans ce cas, la situation de la plaie permettait de saisir entre le pouce et l'indicateur et de comprimer ainsi par pincement le point d'où le sang s'échappe, on aurait plus de chances d'arrêter une hémorrhagie abondante.

Pendant que la personne qui agirait directement sur la plaie, comprimerait et pincerait ainsi les tissus, une deuxième se chargerait d'appliquer un lien circulaire sur le membre, à quelques pouces au-dessus de la blessure.

On pourrait même essayer de comprimer directement le tronc de l'artère principale à la racine du membre. Pour y parvenir, *on devrait rechercher dans l'aisselle pour le membre supérieur, dans le pli de la cuisse, pour l'inférieur, les battements ou pouls du vaisseau, et le comprimer directement de façon à aplatir son calibre.*

3° Contusions.

Les contusions des membres doivent être traitées par des applications froides. On peut rendre l'action de ces dernières plus efficace, en mélangeant à l'eau quelques gouttes d'alcool camphré ou d'acétate de plomb.

Mais cette addition doit toujours être proscrite, lorsque la contusion se complique de plaie ou d'excoriation même légère ; on se bornera alors à l'eau froide.

On ne doit jamais laver les plaies ou contusions avec l'eau salée, une solution irritante, et surtout *l'urine.*

Les contusions des cavités organiques (Tête, ventre poitrine), sont beaucoup plus graves à cause des parties importantes qu'elles renferment; lesquelles peuvent être violemment contuses, déchirées même, et cela avec des signes extérieurs peu apparents.

Ces contusions sont souvent produites sur les voies ferrées par le choc des tampons.

Les moyens à employer varient selon le point contus.

Contusions du crâne ou de la face

Appliquer et maintenir des corps froids sur le siège de la contusion, réchauffer les extrémités inférieures, employer même les sinapismes s'il y a perte de connaissance, réfrigéfation générale et vomissements.

Ces contusions peuvent offrir le phénomène de l'issue du sang, par le nez ou les oreilles.

Le premier de ces symptômes doit être respecté, à moins que sa durée et son abondance ne débilitent le malade; c'est une véritable saignée qui peut être favorable au blessé.

On doit se borner à appliquer des compresses imbibées d'eau froide sur le front, et si on croit devoir chercher à arrêter directement le sang, agir comme nous l'indiquerons plus bas au sujet de l'hémorrhagie nasale.

L'écoulement de sang par les oreilles ne nécessite que l'application et le maintien prolongé de compresses froides sur la tête. C'est un symptôme fâcheux.

Contusions de la poitrine ou du ventre

Application de cataplasmes émolliens arrosés de laudanum (10 à 15 gouttes), si les douleurs sont très-vives.

Si ces moyens ne parvenaient pas à calmer les douleurs et que le médecin fut éloigné, on pourrait appliquer quelques sangsues (8 à 10) sur le siège de la contusion; mais à la condition expresse que les forces du malade ne fussent pas déprimées, la peau froide, la face pâle et la syncope imminente, à la condition surtout de l'absence de toute hémorrhagie.

La contusion de la poitrine peut se compliquer de crachement de sang.

Cette complication exige l'emploi de boissons froides,

l'application de corps chauds sur les extrémités inférieures ainsi que de sinapismes.

Lorsque le ventre ou la région des reins sont violemment contusionnés, on peut observer l'hémorrhagie par la verge ou le gros intestin, ce qui ne change en rien les soins à donner.

4° Entorses ou foulures.

Application immédiate de compresses imbibées d'eau froide aiguisée d'alcool ou d'eau blanche, qu'on doit avoir le soin de maintenir dans un état d'humidité constante par un arrosage suffisamment rapproché.

Si la foulure siège au pied, le moyen le plus simple consiste à plonger et maintenir le pied dans un baquet d'eau froide.

On doit s'interdire toute manipulation, tout tiraillement sur le membre et fuir les conseils et les manœuvres des rebouteurs.

5° Luxations et fractures.

Dans ces deux cas, il y a déformation du membre, souvent modification dans la longueur et la direction.

Les différences les plus sensibles pour une personne étrangère à l'art sont les suivantes :

Dans la luxation, la difformité persiste l'orsqu'on veut la réduire, tandis qu'ordinairement une légère traction sur le membre fracturé, suffit pour rétablir, en grande partie du moins, la rectitude. Dans le cas de fracture, on éprouve le plus ordinairement un phénomène dû au frottement des surfaces de la cassure et qu'on appelle *crépitation*.

Si on croit avoir affaire à une luxation on cessera toute manœuvre, on se bornera à soutenir le mieux possible à l'aide de coussins le membre luxé. Le blessé donne en général lui-même des notions et des indications pour arriver à ce but.

Dans le fait de fracture, l'intervention pourrait être plus directe. Elle devrait varier selon qu'il s'agit d'une fracture du membre supérieur ou inférieur.

Fractures des membres supérieurs

La cassure siège-t-elle à l'avant bras? Après avoir autant que possible régularisé la conformation de cette partie, on doit l'établir sur une large palette ou attelle, recouverte d'un coussin, en la faisant reposer par sa face *palmaire* ou antérieure.

Le tout doit être soutenu par une écharpe, c'est-à-dire par un mouchoir ou une serviette plié en triangle et dont le plein servirait de point d'appui; les deux extrémités étant réunies derrière le cou.

Si la fracture siège à l'os du bras, on aura soin de faire asseoir le malade; le poids du membre suffit alors pour opérer en grande partie la réduction. Le bras doit être ainsi fixé le long du corps; l'avant bras étant fléchi à angle droit et soutenu par une écharpe placée comme dans le cas précédent.

On rendrait le maintien de la fracture plus exact en appliquant contre le bras un ou deux coussinets allongés qui se trouvent dans les boîtes de secours, et en entourant le tout d'une large serviette qui comprendrait ainsi le bras malade et le corps du blessé.

Fractures des membres inférieurs

On doit après avoir rétabli le pied dans sa rectitude, le blessé étant couché, effectuer une légère traction qui a l'avantage de réduire la fracture.

Pour arriver le plus promptement possible à ce résultat, on saisit avec précaution le pied par le talon entre le pouce et l'indicateur, pendant que l'autre main s'applique sur le dos du pied, et, par ce mouvement combiné des deux mains, on ramène doucement les parties dans leur direction normale.

Le membre malade est ensuite appliqué contre le membre sain qui lui sert de point d'appui en dedans, pendant qu'en dehors on applique un long coussin et une attelle. Le tout est maintenu par deux ou trois serviettes médiocrement serrées et qui fixent le membre blessé au membre sain. (a)

6° Fractures compliquées — Broiements.

Le rôle de l'homme étranger à l'art est bien limité en cette circonstance, cependant il y a quelques précautions importantes à prendre.

(a) Les divers préceptes que nous venons de formuler pour les fractures des membres, ne comprennent que des soins *tout à fait provisoires*, et permettent soit de transporter le blessé avec moins de douleur, soit d'attendre patiemment la visite du médecin, qui seul est apte à appliquer *l'appareil définitif.*

On ne doit remuer le malade qu'avec les plus grands soins. Autant que possible on établira le membre blessé sur un coussin ou sur un matelas de manière à ne lui imprimer que des mouvements de totalité.

Dans ce cas, comme dans celui de simple fracture, on évitera de deshabiller le blessé à moins que ses vêtements ne soient mouillés ; si on était obligé de le faire ce ne devrait être qu'avec les plus minutieuses précautions. Il faut découdre, couper même les habits, lorsque les difficultés sont trop grandes.

Le traitement consiste à appliquer de la charpie imbibée d'eau froide dont on entretiendra l'humidité par un arrosage froid, rapproché.

7° Brûlures.

Le calorique peut avoir désorganisé les tissus dans une étendue variable et plus ou moins profondément.

Quel que soit le degré de cette lésion, on appliquera des corps froids pour calmer la première douleur.

Après deux ou trois heures de cette application on étendra sur toute la surface brûlée, des linges imbibés d'un corps gras, huile fine, beurre frais, graisse ou cérat.

TITRE II

Premiers soins à donner dans les maladies spontanées ou subites les plus communes

—

1° Syncope.

On la reconnaît à la pâleur des traits, au refroidissement rapide de la peau, à la perte de connaissance, enfin à la faiblesse, à l'absence ou tout au moins à l'état latent des battements du pouls et du cœur.

C'est la mort apparente, elle peut se transformer en mort réelle ; il importe donc d'employer au plus vite des moyens excitants propres à ranimer la vie.

Le malade doit être promptement étendu sur le dos, jamais assis.

Ce point fondamental observé, on fera des frictions avec du vinaigre sur les tempes, on aspergera vivement le visage de quelques gouttes d'eau froide.

On frictionnera la région du cœur et on fera respirer légèrement un flacon contenant de l'ammoniaque, si la syncope se prolonge.

Si cette indisposition paraît tenir au défaut d'air, on ouvrira les fenêtres.

Des corps chauds, des sinapismes seront appliqués aux extrémités inférieures.

Lorsque le malade peut boire, on doit lui faire avaler quelques gouttes d'eau fraîche, à laquelle on pourra ajouter du sucre et un peu d'eau de fleurs d'oranger.

2° Congestion cérébrale — Apoplexie.

Ces deux états très voisins l'un de l'autre, se déclarent en général subitement.

Le plus ordinairement le malade tombe et perd connaissance. Dans l'apoplexie on observe généralement la paralysie d'un côté du corps, souvent de l'embarras de la langue.

La face est ordinairement rouge et injectée, le pouls plein et lent. Ici la position assise ou tout au moins la tête fortement élevée au-dessus du tronc, est préférable au décubitus complet.

On fera immédiatement cesser toute constriction du côté du cou. Compresses froides sur le front, réchauffer les extrémités inférieures, sinapismes, ou bains de pieds sinapisés. Évacuer l'intestin à l'aide d'un lavement auquel ou ajoutera une cuillerée de miel ou de sirop de raffinerie et une forte pincée de sel de cuisine.

3° Épilepsie.

Attaque soudaine : le malade tombe comme foudroyé en poussant le plus ordinairement un cri. Convulsions des membres et de la face. Écume à la bouche.

Pendant l'accès, qu'on ne peut en rien modifier, il n'y a qu'à placer le malade en lieu sûr, qu'à l'éloigner autant que possible des regards et veiller à ce que, dans la violence des convulsions, il ne se blesse pas. On doit lui donner de l'air et ne jamais lui jeter, comme on le fait souvent, un mouchoir sur la figure.

A la suite de l'accès, le sujet conserve ordinairement un regard fixe et hébété ; la parole est difficile, les idées sont confuses, très-souvent il y a eu morsure de la langue et souvent issue involontaire de l'urine et des matières fécales.

On se bornera à l'application de compresses imbibées d'eau froide sur le front, on évitera avec soin l'ingestion de liqueur, de vin, et on donnera à boire de l'eau fraîche.

4° Vomissements.

Ils peuvent tenir à des causes très-variées. Boissons froides. Si on a à sa disposition de l'eau de seltz on pourra essayer de la substituer à l'eau ordinaire.

On peut composer une potion à l'aide des ingrédients suivants, qui se trouvent dans les boîtes de secours :

Eau.. . . . . 3/4 de verre.
Eau de fleurs d'oranger... 1 cuillerée à soupe.
Éther sulfurique. . . . . . . 4 gouttes.

Cette mixture sera donnée par cuillerées, de demi-heure en demi-heure.

5° Coliques — Tranchées.

On les observe souvent chez nos ouvriers lorsque, le corps étant en sueur, ils boivent de l'eau froide en grande quantité. Elles coïncident souvent avec les vomissements.

Emploi de la mixture précédente. Corps chaux. Serviettes chaudes sur le ventre. Cataplasmes de farine de lin arrosés de laudanum.

Si les coliques se compliquent de constipations, on fera prendre un lavement émollient. Si, au contraire, il se manifeste de la diarrhée, on lui substituera 1/4 de lavement avec une simple addition de 6 à 8 gouttes de laudanum. (*a*)

6° Diarrhée très-abondante avec affaissement rapide et réfrigération de la peau (Cholérine).

Affection qu'on observe le plus ordinairement pendant les chaleurs, quelquefois à la suite d'excès de régime.

Les caractères distinctifs sont ici : la fréquence des évacuations par haut et par bas, la dépression des forces, l'altération rapide et profonde des traits, souvent des crampes très-douloureuses dans les mollets.

Cet état, quoique très-grave en apparence, se modifie, en général, assez rapidement. Il acquiert seulement une très-grande signification de gravité, en temps d'épidémie cholérique. Dans ce cas, il peut être le début de cette grave maladie.

Traitement. — Boissons chaudes, thé ou infusion de camomille, frictions avec l'alcool camphré aux mollets lorsqu'il y a des crampes, ainsi que le long de la colonne vertébrale.

Emploi de la potion formulée au paragraphe 4 (*vomissements*), à laquelle on peut ajouter 5 à 6 gouttes de laudanum.

On doit chercher à ramener la caloricité par l'usage de bouteilles d'eau chaude placées aux pieds, le long du tronc.

(*a*) Afin de ne point commettre d'erreur lorsqu'on veut doser un médicament par goutte, il faut d'abord faire le dosage séparément et n'effectuer le mélange que lorsqu'on est sûr de son exactitude.

7° Hémorrhagie nasale.

Ce n'est souvent qu'une crise favorable. On ne doit employer des moyens propres à l'arrêter, que lorsque la perte de sang est très-abondante ou se prolonge indéfiniment.

Applications froides sur le front. Faire renifler de l'eau froide.

Si l'hémorrhagie continue, on tamponne ou on obstrue chaque narine à l'aide de deux petites boulettes de charpie, trempées dans l'eau froide.

On doit supprimer ce tamponnement si on s'aperçoit du reflux du sang dans la bouche, ce dont le malade est averti par le crachement de sang.

Bains de pieds sinapisés.

8° Vomissements et crachements de sang.

Boissons froides. Glace si on peut se la procurer. Réchauffer les extrémités inférieures. Sinapismes. Bains de pieds (a).

_____

(a) On se trompe souvent lorsqu'on veut employer la farine de moutarde. On croit favoriser son action en faisant usage d'eau très-chaude; c'est là une grave erreur: l'eau ne doit être que tiède, l'eau très-chaude et surtout bouillante empêche le développement de l'huile essentielle volatile, à laquelle la moutarde doit sa force.

TITRE III

Préceptes relatifs au traitement des fièvres intermittentes ou d'accès

Le traitement des fièvres intermittentes se rapporte à trois chefs principaux.

1° Traitement pendant l'accès.

La fièvre intermittente se manifeste par des accès qui se renouvellent à des intervalles plus ou moins éloignés, tantôt chaque jour (fièvre quotidienne), tantôt avec une intermittence d'un jour (fièvre tierce), de deux jours (quarte), etc.

Le début a lieu par un frisson plus ou moins prolongé et plus ou moins intense, auquel succède une chaleur brûlante, laquelle est elle-même suivie de sueurs plus ou moins copieuses qui sont la crise ou la détente de l'accès.

L'indication du traitement pendant l'accès est toute dans la détermination de cette crise.

Pour arriver à ce but, on doit couvrir le malade, lui appliquer, aux pieds, des bouteilles d'eau chaude et lui faire boire une infusion de tilleul ou de bourrache.

Lorsque la sueur a été très-abondante et que le malade éprouve un sentiment de fraîcheur produit par le linge mouillé, on doit le changer, après avoir, au préalable, pris le soin de faire chauffer celui qu'on lui substitue.

2° Traitement après l'accès ou pendant l'intermittence.

Il consiste dans l'emploi du spécifique qu'on administre pour couper la fièvre. Le plus actif et en même temps le plus usité, est le quinquina, et mieux son extrait, la quinine (*sulfate de quinine*).

Ce médicament, dont l'administration est prescrite par le médecin, mais que par suite de l'expérience qu'ont acquise certains malades, et pour gagner du temps, ces derniers peuvent quelquefois être appelés à s'administrer eux-mêmes, ne doit jamais être pris pendant l'accès, mais bien dans l'intermittence et à l'époque la plus éloignée de l'accès à venir, c'est-à-dire immédiatement après celui dont on veut prévenir le retour.

3° Traitement préservatif.

L'homme qui a déjà subi l'atteinte de la fièvre intermittente, celui qui habite une localité dans laquelle sévit cette maladie, doivent prendre des précautions toutes particulières pour en prévenir le retour ou l'invasion.

Ils doivent fuir, avec soin, les écarts de régime, de boisson, et, en général, tous les excès, qui, en enlevant une partie des forces, laissent moins d'aptitude pour réagir contre la maladie. La nourriture doit être saine et suffisamment réparatrice. On doit manger de la viande, boire du vin aux repas.

On se précautionnera contre les intempéries de l'air et

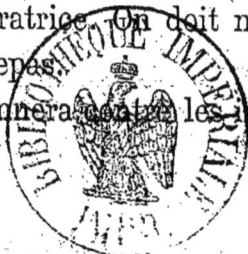

les variations de température. Les vêtements seront suffisamment chauds. L'employé ne se rendra au travail qu'après avoir pris quelque chose.

S'il ne peut faire un repas solide, il boira une tasse d'une infusion aromatique, ou mieux, du café noir.

Bordeaux, le 8 janvier 1862.

Le *Médecin Principal,*

Dr E. SOULÉ.

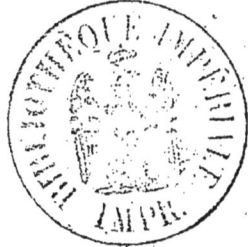

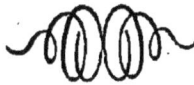

Bordeaux. — Imprimerie centrale DE Lanefranque, rue Permentade, 23 et 25. — 3000.

110

www.ingramcontent.com/pod-product-compliance
Lightning Source LLC
Chambersburg PA
CBHW060540200326
41520CB00017B/5309